Zine Clínicas de Borda

COLEÇÃO:

1. PsiMaré (Rio de Janeiro/RJ)
2. MOVE: Movimentos Migratórios e Psicologia (Curitiba/PR)
3. ClínicAberta de Psicanálise de Santos (Santos/SP)
4. **Falatrans (Juiz de Fora, UFJF/MG)**
5. Ocupação Psicanalítica (Belo Horizonte/MG; Rio de Janeir/RJ; Vitória/ES; Santo Antônio de Jesus/BA)
6. Estação Psicanálise (Campinas/SP)
7. Coletivo Margem Psicanálise (Fortaleza/CE)
8. Intervenção Psicanalítica Clínico - Política às demandas da População LGBT (Rio de Janeiro/RJ)
9. Rede Sur (São Paulo/ SP)
10. Roda de escuta/grupos flutuantes LGBTQI+ (Aracajú/SE)
11. Clínica Periférica de Psicanálise (São Paulo/SP)
12. Clínica do Cuidado Belo Monte (Altamira/PA; São Paulo/SP)
13. Coletivo Psicanálise e Política e Cotidiano Refugiado (Rio de Janeiro/RJ)
14. Projeto Gradiva (Porto Alegre/RS)
15. Museu das Memórias (In)Possíveis (Porto Alegre/RS)
16. Psicanálise na Rua (Cuiabá/MT)
17. Coletivo Testemunho e Ação/SIG (Porto Alegre/RS)
18. Margens Clínicas (São Paulo/SP)
19. Psicanálise na Praça Roosevelt (São Paulo/SP)
20. Psicanálise no Jacarezinho (Rio de Janeiro/RJ)
21. Mutabis (São Paulo/SP)
22. Clínica Aberta Casa do Povo (São Paulo/SP)

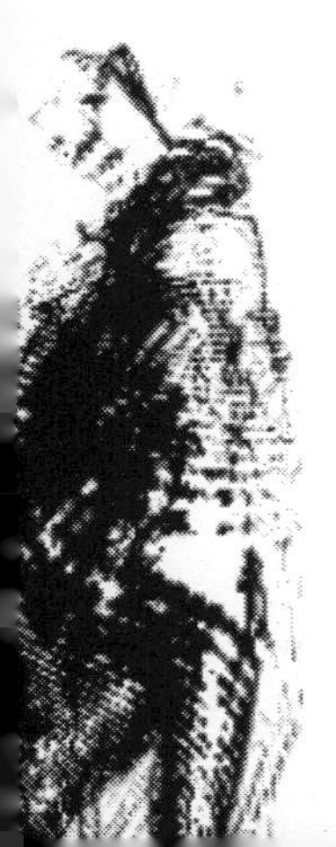

CB039312

Falatrans

lugar de fala e escuta de pessoas trans

Psicologia/ UFJF

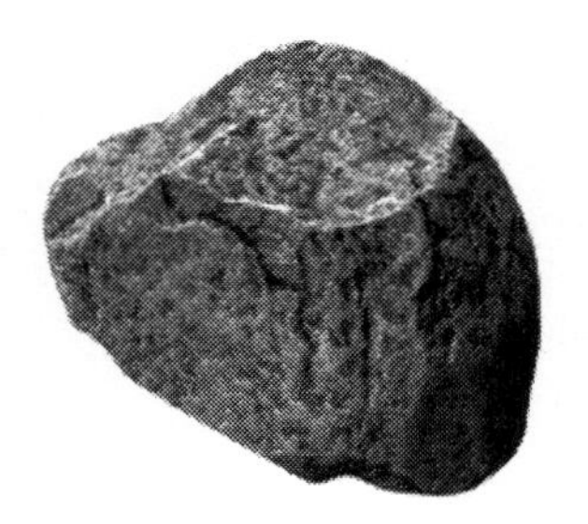

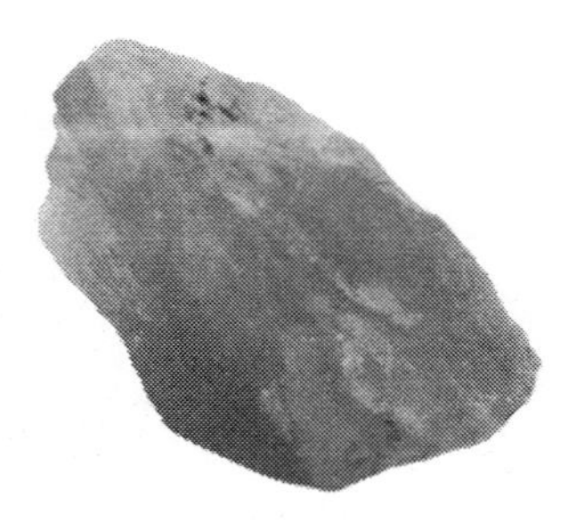

A ESTÓRIA DE SUJAR O CHÃO DE PALAVRA

RE
NA
TA

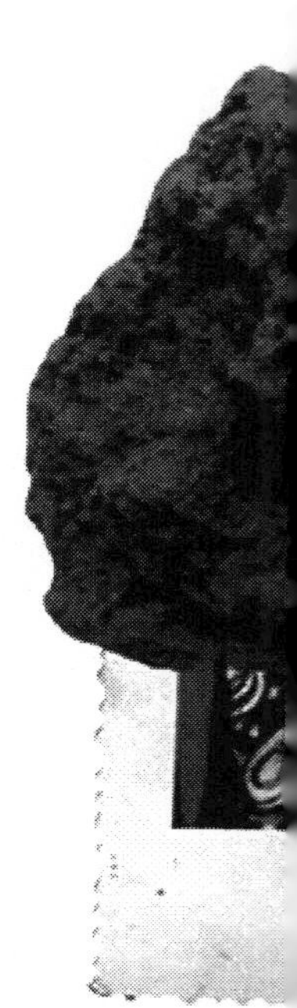

ENTRE UMA ESTRELA de calor e o chão, eu sou aquela que rasteja.

O calor da minha pele quase-menina reflete luminoso o calor do sol no centro da terra. Borboleta ou jabuti?

Não sei.

O sonho de toda mulher é ser livre - isso sei.

O morrer eo viver entram em um bar e quem vai pagar a conta sou eu. Caminho com a mesma vontade de uma rocha sedimentar. Tesa. Rápida, passo por todos Os seres vivos que pisaram sobre a terra e sobre todos os que também rastejaram. Sou eu o falo de deus? Deus com dê minúsculo é heresia, dizem-me alguns. Amedrontada, minto. Choro e peço, peço não, suplico perdão àquela figura masculina, paterna e pavorosa. Quanto á. Parece que faltava algo aqui.

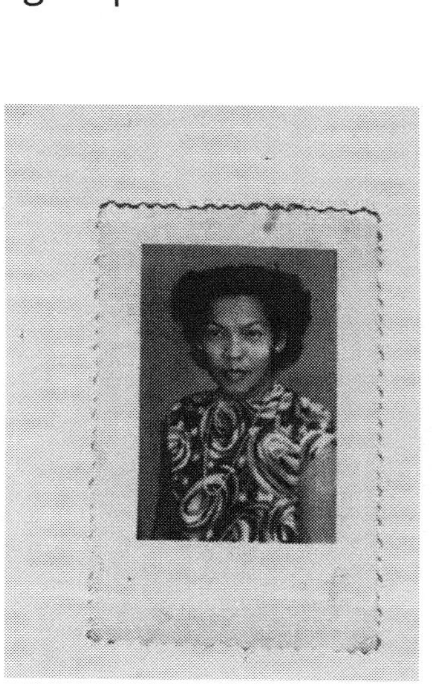

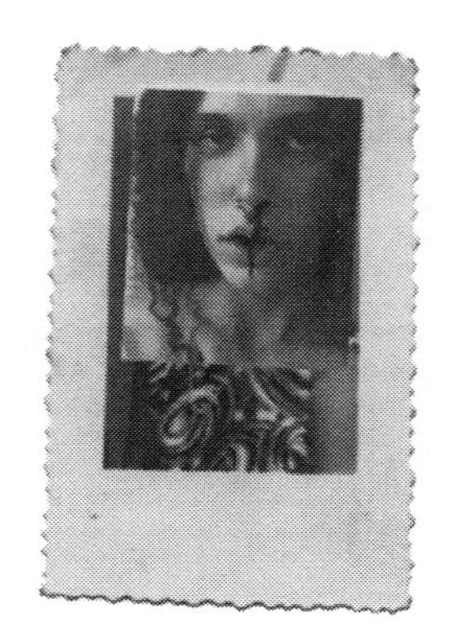

O céu alaranjado de ontem me lembrou o beijo mais molhado e nojento que já provei.

O belo e o horror, em fricção, me lembraram você.

A minha imagem refletida naquela rocha no céu parecia sorrir e lançar quebrantos.

Parecia felina a imagem feminina da quimera de pedra.

A mulher em ruínas. Qual é a idade de uma rocha?

A palavra tão jovem inveja a pedra e a figura, que agora encara a golem mulher, que é também palavra e mulher. O feminino como linguagem e símbolo. A figura é o meu e o seu corpo e, pra Ela, juntas somos adubo fértil. Ela, que é tudo que de certa forma vive, delira, sonha, morre e renasce.

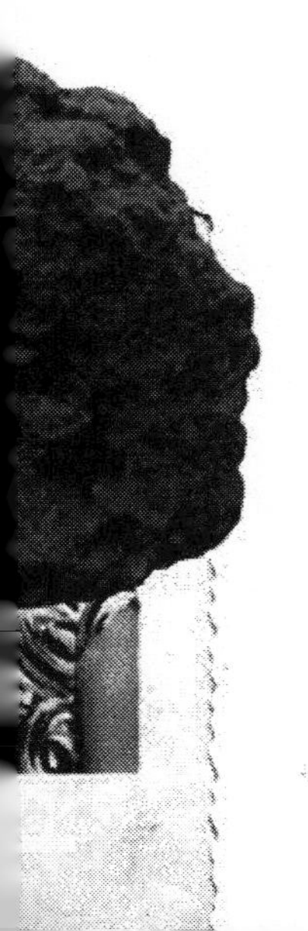

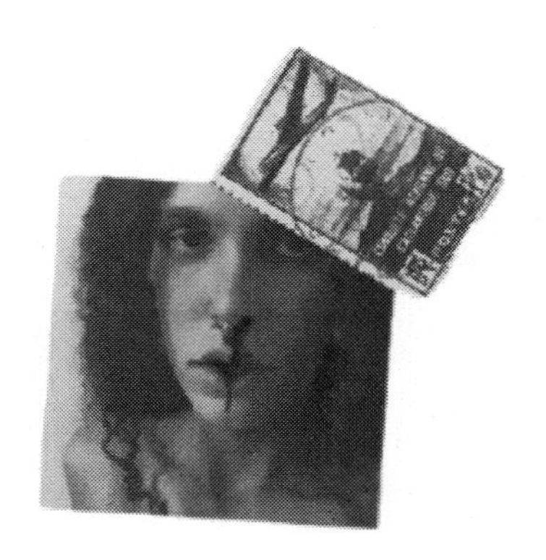

Deliro ou sonho palavra?

Acredito que seja coisa de palavra. O feminino é a estrela de calor, a roseira da palavra. Quanto espinho nesse corpo. Poesia travesti é sujar o chão de palavra.

O sol é uma estrela e nela pretendo viver quando for mulher.

Hoje sou cagado, amanhã, quem sabe?

TEXTO E ORGANIZAÇÃO
Renata Aparecida

IDENTIDADE VISUAL
Francisco Brandão @franciscob_

@AUTORATRANSA

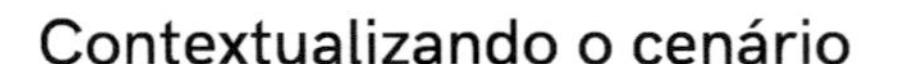

Contextualizando o cenário

Nos últimos anos tivemos um número crescente de discussões que abordam a temática das transexualidades dentro do campo psicanalítico. Nada afinadas, essas produções trazem questionamentos importantes de pontos tidos até então como centrais para a teoria psicanalítica. Destacamos dois para começar: o papel do falo na diferença sexual e as consequências psíquicas da distinção (anatômica) entre os sexos. De forma desoladora, alguns analistas parecem se colocar diante de um cenário que extrapola a clínica - a transexualidade, assim como a heterossexualidade ou a homossexualidade, marcam presença no mundo há bastante tempo e não são uma questão a priori para o analista -, permanecendo como se estivessem diante de um documentário ou filme que abordam os sujeitos ou situações clínicas difíceis que são discutidas para o incremento clínico. Se por um lado essas discussões podem trazer aumento de conhecimento e, quem sabe, algum questionamento dos pontos destacados acima, por outro, a posição na qual fica o analista diante desse cenário é, no mínimo, equivocada.

De fato, não estamos diante de algo tão raro assim. Agora com maior visibilidade sem dúvida, a transexualidade traz a público que nossa relação com o corpo/sexualidade pode ser mais complexa do que se pensa. Então o que haveria de tão esdrúxulo assim ao se questionar, em ato, o binarismo sexual? Lembramos que a psicanálise teria algo a dizer sobre as transsexualidades a partir do momento em que um sujeito trans procura um analista. Assim, seguindo os preceitos de Freud e Lacan, lembramos que os avanços teóricos não vão sem a clínica, sendo o que está fora disso uma teorização que tenta encaixar forçadamente os conceitos e direções de tratamento em fórmulas pré-estabelecidas. Fazer das transsexualidades uma questão é antiético e soa mesmo desafinado aos ouvidos de quem recolhe o que há de singular e único nos processos de transformações vivenciados. Estamos para além de um fenômeno, epidemia ou coisa do gênero. Estamos inclusive para além das discussões de gênero apesar de passarmos por elas e sentir os avanços questionadores de Butler e Preciado.

A psicanálise possui uma história. Avançou desde sua criação alterando e modificando a teoria a partir do que a própria clínica questiona e evoca nos analistas, do que se pesquisa em seus fundamentos e conceitos. Firmou lugar entre as via de tratamento para os sofrimentos dos sujeitos apesar dos questionamentos de sua cientificidade e das promessas 2 de resolutividade de outros trabalhos clínicos. As escolas de psicanálise permanecem articuladas ao redor do mundo, a presença da psicanálise nas universidades se faz marcante nos cursos de psicologia e nos debates com outros saberes como as ciências sociais, a medicina, a educação, a literatura e a filosofia. Temos 122 anos da publicação de "A interpretação dos sonhos", texto que inaugura a psicanálise e abre essa porta de que algo que o paciente traz, um sonho aqui, pode ser interpretado. Pode e não deve. No caso de ser interpretado, seria por quem sonhou, que o conta a alguém sob transferência.

Se hoje temos uma melhor delimitação do campo freudiano, do inconsciente e seu exercício aparente no ato fundado por Freud ao dar ouvidos às histéricas do século XIX, algumas das posições tomadas dentro da psicanálise diante das transsexualidades fazem um movimento contrário ao freudiano e à ética do desejo.

Afirmamos que mais de um século de elaborações teóricas gerou, para alguns psicanalistas, a cristalização de algumas definições que foram tomadas como dogmas. A exemplo, destacamos as leituras substanciais da diferença sexual reduzida à anatomia, fazendo da biologia um destino que a cultura é capaz ou não de moldar ou transformar e a importância/presença do falo nos processos edípicos, na diferenciação das estruturas, na construção do corpo e da identidade. Tal posicionamento pode fortalecer/enrijecer conceitos e direcionamentos clínicos que entrincheiram as barreiras na escuta do analista, dificultando seu trabalho analítico frente ao que se escuta da sexualidade.

Incorremos assim no risco positivista de realizar uma definição e restrição selvagens das criações do sujeito frente a seus impasses visto as mesmas não estarem sob transferência.

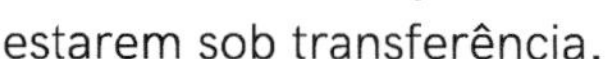

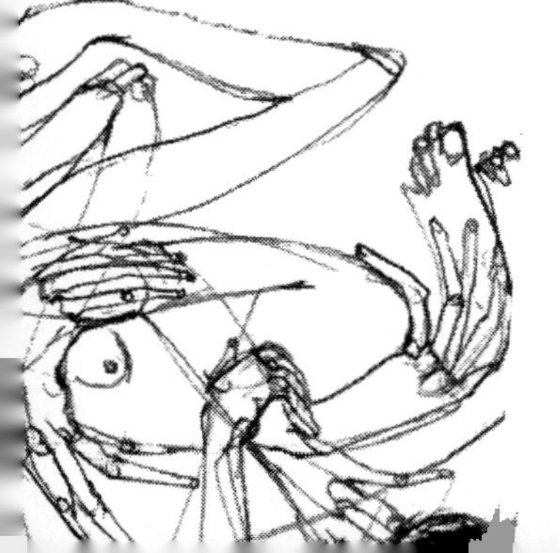

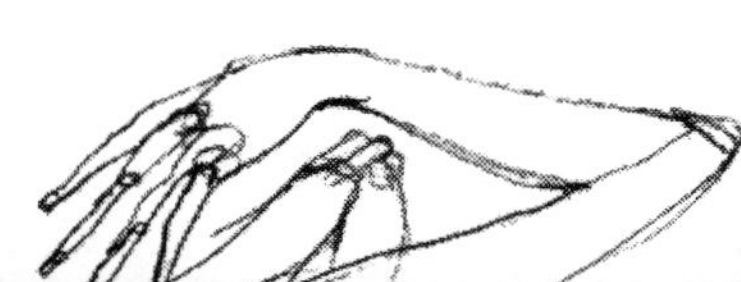

A título de ilustração, propomos a leitura do artigo "A epidemia transexual: histeria na era da ciência e da globalização?" Este tem por objetivo localizar o chamado "fenômeno transexual" como um questionamento radical do enigma sexual - próprio da histeria - endereçado ao saber dominante de uma época, ou seja, à ciência, mestre contemporâneo de nossa época juntamente com o discurso capitalista (Jorge e Travassos, 2017). A transexualidade é lida aqui como um fenômeno uniforme, vivenciada única e exclusivamente através de intervenções médicas no corpo - como cirurgias e administração de medicamentos - podendo ser nomeada como um fenômeno com características epidêmicas. Epidemia é um termo médico, estranho à psicanálise, utilizado para denominar a apresentação recorrente de alguma patologia em determinada população. Tal forma de abordar a temática- uma descrição homogênea - exclui o recurso por excelência da psicanálise, qual seja, a suposição de um sujeito marcado pelos efeitos do inconsciente, habitado por um corpo pulsional que é visto, marcado e transformado a partir dos efeitos de 3 sua fala dita a alguém sob transferência. Os autores definem a transexualidade como um fenômeno social, consequência dos efeitos do discurso histérico atual.

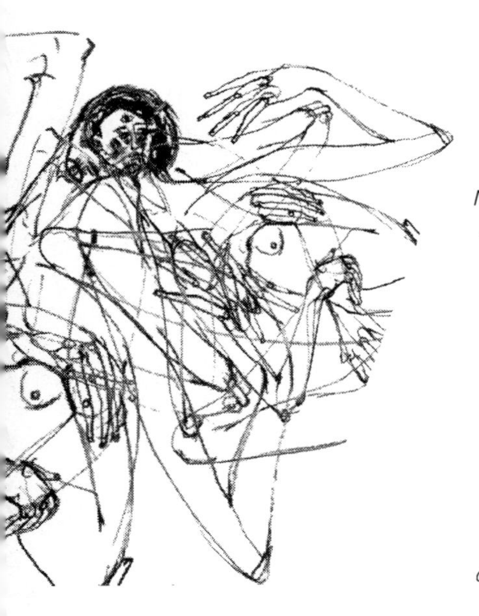

Muitos pesquisadores já indagaram qual é o lugar da histeria na contemporaneidade. Nossa hipótese é de que ela se manifesta, entre outras formas, principalmente por meio dos fenômenos ligados ao gênero. A atual ***frequência epidêmica*** *dos casos de* ***transexualidade*** *nos permite supor que ela seja a mais importante* ***forma hodierna da histeria*** *produzida no encontro com as ciências médicas. (Jorge e Travassos, 2017; grifos nossos)*

Se a psicanálise sustenta o tratamento do real pela via do simbólico, tal certeza do sujeito sobre o sexo inverte essa perspectiva levando-o a demandar a correção corporal: a exigência transexual reduz-se à harmonia entre corpo e sujeito. (Jorge e Travassos, 2017; grifos nossos)

No limite da objetificação de um grupo não hegemônico, defende-se a ideia de um 'fenômeno' tido como previsível dentro de uma lógica histérica que diz pouco sobre as variáveis envolvidas no processo de transexualização.

Lembramos que a psicanálise subverte o lugar do saber e da verdade, circunscrevendo o campo de investigação do analista: o interesse pela linguagem como meio de expressão do inconsciente e seus efeitos sobre o corpo. Na contramão do positivismo lógico, porta-voz de seu limite, a elaboração teórica na psicanálise mantém-se alinhada à ética do desejo, à abdicação de uma "teoria geral de fenômenos" .

O aparato teórico em psicanálise tem a função de manter vivo no analista e no pesquisador o espírito de inquietude em relação ao que o toca, o intriga, o estranha, dando lugar aos poréns. Enfim, o conceito serve à ética, no sentido de fazer ouvir, munindo o analista de recursos para sustentar seu lugar. Partimos do pressuposto de que a obra de Freud e o ensino de Lacan transmitem uma maneira de pensar o sujeito e seu corpo com consequências diretas sobre o exercício da clínica que toma o sujeito como efeito de seu desejo, enquadrado por uma fantasia, e agido pela pulsão, retornamos à importância da clínica como lugar central, subversivo e político, fazendo dessa uma política própria ao campo psicanalítico.

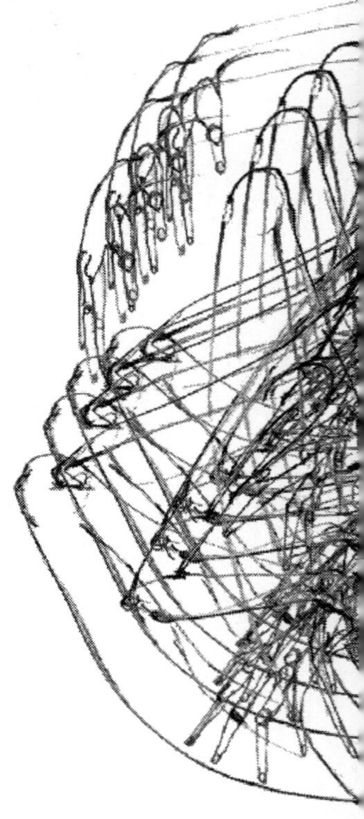

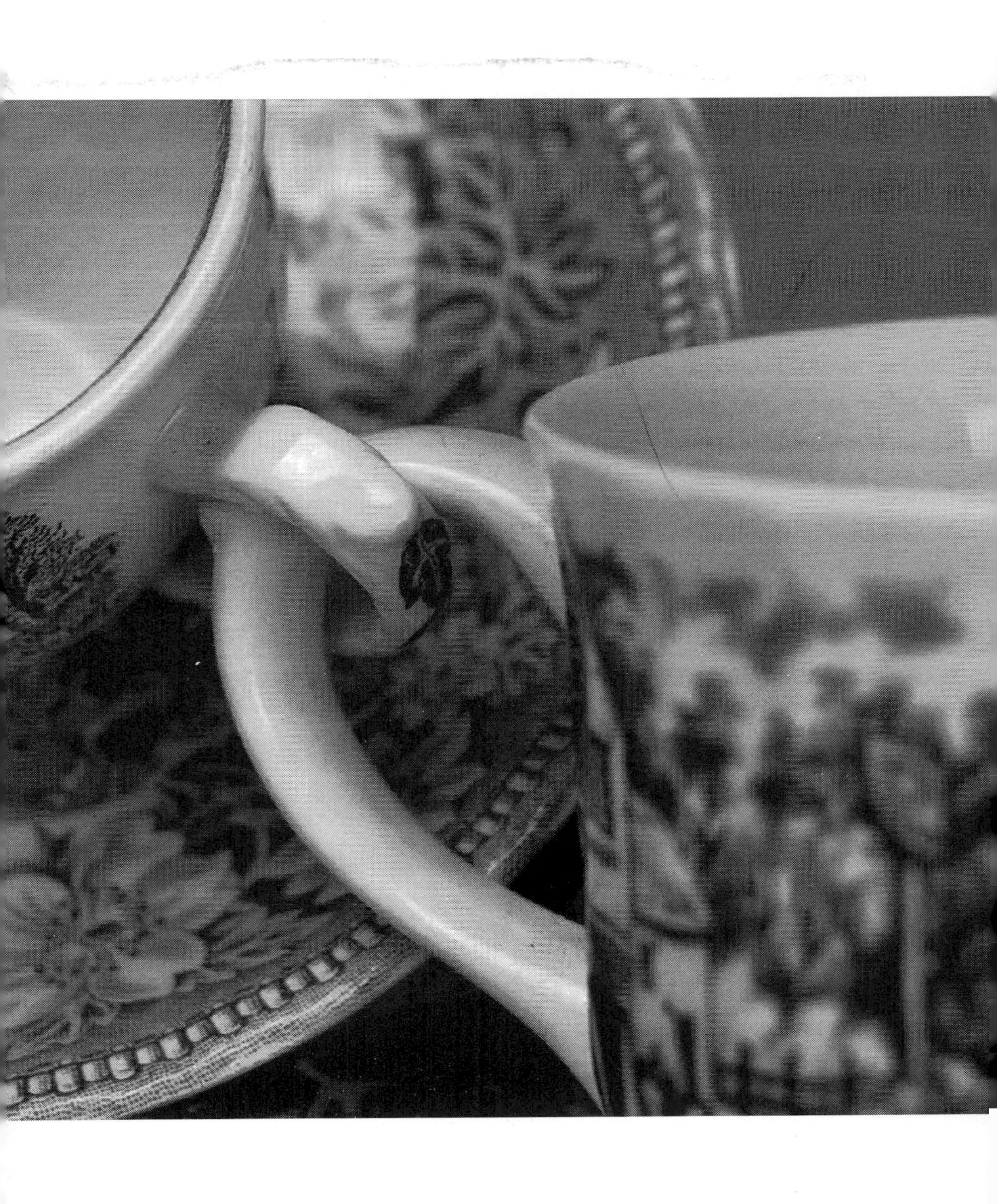

(Uma noite em claro sobre uma pilha de cacos de porcelana.)

Renata Aparecida

De que tipo de tesão estamos falando?
Existe a vontade e a utilidade de servir. Essas duas suposições não necessariamente andam lado a lado. Quero servir? Onde um par pode servir e nada é servido, trocasse a utilidade pela vontade. Alguém irá torcer uma das alças e quebrará a tensão alucinante entre elas. Eu não sei quanto à experiência, mas eu sinto que há vontade, um desejo e uma ânsia diabólica em mim e que de certa forma me transforma: o devir: torcer, servir, tensionar as alças.
Depois de quebradas, de que tipo de utilidade estamos falando?

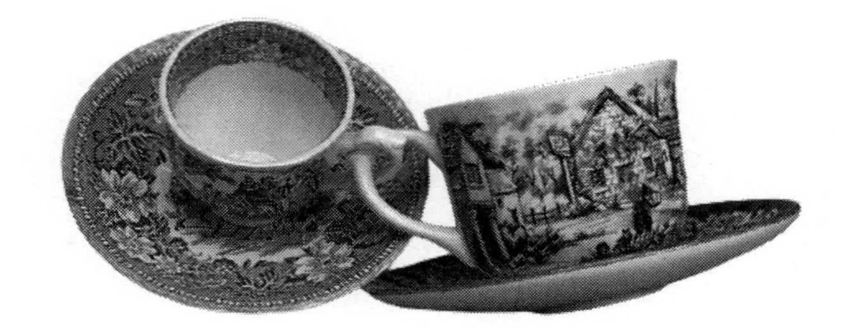

Um pouco de história

A experiência que temos com o Falatrans é única e, a nosso ver, muito importante. Ele surgiu, há 4 anos, como um projeto de extensão da Universidade Federal de Juiz de Fora, logo após o suicídio de um aluno trans, do Instituto de Ciências Humanas. Apesar de não conhecermos o rapaz, a notícia chega até nós com impacto. Foi uma morte muito comentada, em um cenário muito diferente do atual, onde acompanhar o processo de transição de alguém era ainda raro. Houve um espanto por parte da comunidade acadêmica, dado que era um homem trans, militante das causas estudantis e LGBTQIA +; um aluno muito participativo nos movimentos políticos e sociais da universidade.

Além disso, começaram a surgir no cenário psicanalítico publicações que abordavam essa temática de forma generalista com consequências importantes para a clínica. Como isso poderia estar ocorrendo dentro da psicanálise? Campo este que, desde a sua origem, despertou o olhar do mundo para os efeitos da sexualidade, a importância de descortina-la, reconhecê-la e ampliar seus horizontes. Além disso, era esperado que essa forma de ler as transexualidades gerasse, como aconteceu, resistência nos movimentos/coletivos LGBTQIA + e em outros campos de saber à própria psicanálise, bem como consequências dentro da teoria psicanalítica. Víamos nos argumentos sustentados em defesa de uma classificação psicopatológica como sendo o que a psicanálise teria a dizer frente às transexualidades uma política de saber/poder sobre os corpos que se aproxima de uma medicina curativa, de uma psiquiatria antiga e classificatória já questionada por muitos.

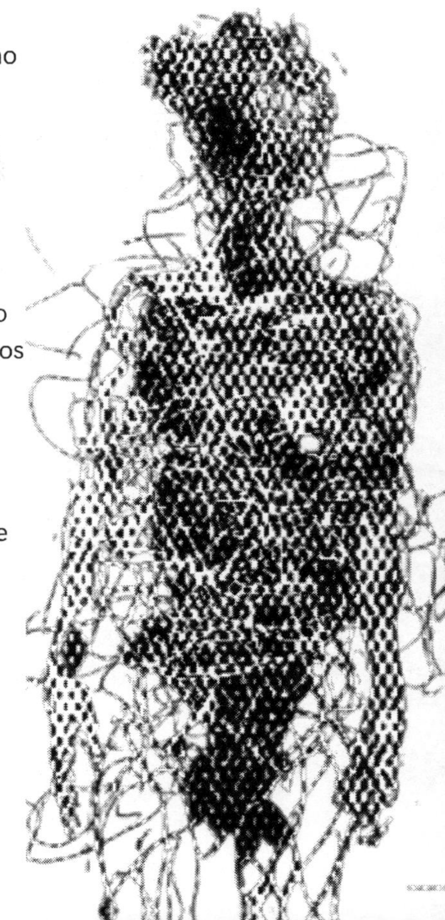

Surge então o Fala Trans, um espaço para que as pessoas, que de alguma forma se identificam com o significante trans, possam falar. Falar do que quiserem a alguém transferido com a psicanálise, extraindo consequências de se escutar e ser escutado. A intenção é partir da clínica, sem saber o que vem. Foi uma resposta possível frente a afirmações quase matemáticas dos usos do corpo frente aos conflitos em torno da identidade sexual. Uma lógica do se.... então com poucos elementos clínicos que pudessem sustentar ou problematizar o diagnóstico. Dizer que se o sujeito expressa questões inconscientes relacionadas à sexualidade através de impasses com o corpo, que se essas questões fazem apelo ao reconhecimento do Outro, ou seja, se são endereçadas à alguém, logo estamos diante de um caso de histeria pode ser um raciocínio clínico justificável e importante para a condução clínica. Não negamos a importância da hipótese diagnóstica para a direção do tratamento. E isso em todos os casos. A questão é por que fazer apelo e uso da ferramenta clínica do diagnóstico estrutural - como primeira via de acesso - diante de sujeitos que trazem questões sobre a sua sexualidade?

Tal posicionamento nos lembra a reação e teorização de alguns psicanalistas nos anos 60 e 70 sobre a homossexualidade como um desvio/problema diante do desenvolvimento sexual infantil como nos lembra Eduardo L., Paul P. e Pedro A.. Não encontrávamos publicações que trouxessem elementos clínicos que permitissem a problematização das experiências transexuais. Havia uma tentativa de explicar "o que estava sendo visto com estranheza e espanto" a transexualidade - na busca da causa do que poderia ter acontecido no funcionamento edípico desse sujeito que permitiu uma certa recusa de seu corpo, de sua inscrição sexual, seu gênero ou até uma suspensão frente à diferença sexual.

Desde o início, o Falatrans teve grande procura. O atendimento é gratuito, semanal, sem tempo de tratamento pré estabelecido. Presencial ou remoto. No início percebemos nos participantes do projeto tanto uma curiosidade em relação a essa temática como também uma resistência. Participam do projeto tanto alunos do curso de psicologia como profissionais. Há um espaço compartilhado para a troca das experiências de escuta vividas ali bem como a leitura de texto e discussões teóricas.

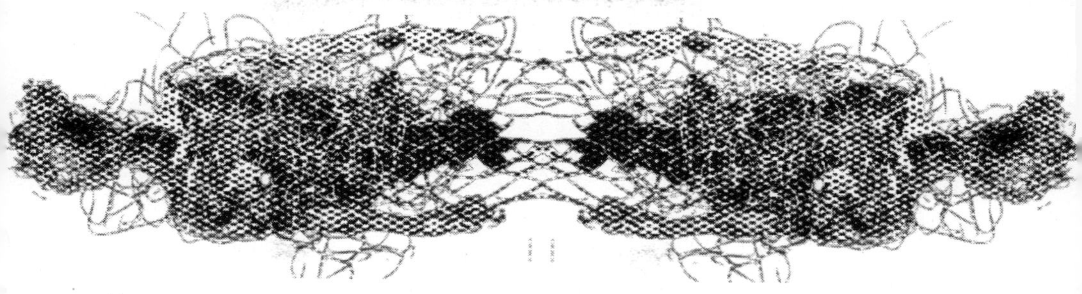

Nosso ponto de partida foi então retomar o ato inaugural da psicanálise e, a partir daí, fazer um estudo bibliográfico, levantar textos e recorrer a alguns conceitos da psicanálise que nos auxiliam nessas escuta como a pulsão, o narcisismo, o eu, o estágio do espelho e os três registros. Temos uma pergunta central no trabalho realizado: como se dá a construção/re-construção de um corpo? Ao longo do tempo, nos aprofundamos nos recursos teóricos que poderiam nos ajudar, mas sem perder do horizonte a primazia da clínica como espaço de saber predecessor.

Desde o começo, colocamos como direção nas conversas clínicas não nos anteciparmos à escuta do sujeito. Seja na pressa do estabelecimento de um diagnóstico, seja na espera do peso dos movimentos militantes ou em relação ao uso das intervenções de delineamento do corpo. Interessa-nos destacar o que tem efeitos para o sujeito em seu processo de transformação e reapropriação do seu corpo. Chamamos efeitos o que possibilita e dificulta esse processo. Apostando em um fazer clínico borromeano, onde o que funciona como sinthoma está para além do Édipo, pensamos nos recursos e invenções que cada um utiliza como via de nomeação para si e seu corpo. O que funciona para um, não funciona para outro. Passamos a ouvir de outra forma a necessidade das transformações e intervenções corporais, por exemplo. Se para alguns, para se nomearem como mulher, não é necessário ter um seio, para outros é fundamental. Não só um como dois.

Resgatamos a importância da definição freudiana de que o eu é uma projeção de superfície sendo, sobretudo, corporal. Assim, fomos problematizando, por exemplo, como se dá a construção da imagem, passando pelo o que é necessário para se encarnar uma imagem, a importância do olhar e do reconhecimento do outro nesse processo, por exemplo. Ouvimos que o estádio de espelho pode ser revivido, revisitado pelo sujeito em momentos cruciais. Quais seriam esses momentos? Sobretudo aqueles onde há uma alteração de sua identidade (nome e imagem): lutos, adolescência, maternidade, emagrecimentos bruscos (cirurgia bariátrica mas não só), velhice, amputação, perda do cabelo ...etc.

Aqui também se utiliza o termo transição. Transformação. Não apenas física, mas também simbólica. Esses são momentos, vivências simbólicas que podem permitir uma alteração no circuito pulsional traçado no corpo, acompanhado ou não de palavras que permitem ou dificultam o trânsito nas mudanças na identidade do sujeito.

A escuta analítica permite inclusive que o analista participe do desenho desse circuito/contorno destacando o que pode servir como baliza e margem na construção de uma nova imagem. Recolhemos peças, nomes que caem, destacamos o que caracteriza um estilo próprio enquanto o sujeito troca de roupas. Há a possibilidade de um novo corpo ainda que reste algo. Assim como há a possibilidade de um novo nome mesmo que se utilize uma insígnia anterior.

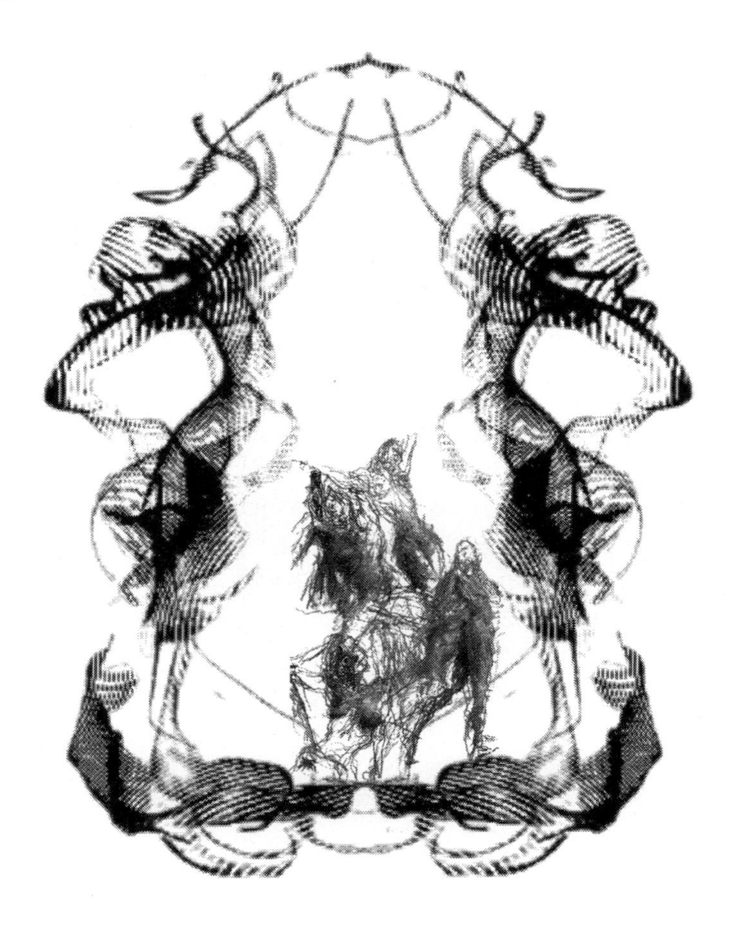

No Falatrans os pacientes dizem que o corpo é como uma roupa que se veste, leram Lacan no Seminário 20. Escutamos que para alguns arriscar uma nova forma de se vestir é suficiente; para outros é preciso retirar as mamas que demarcam a roupa. Há ainda aqueles para quem o fundamental não é a roupa e sim o nome. Para outros, o que faz diferença mesmo é o amor: ser amada por um homem hetero dá a ela o lugar de mulher. Ou seja, as experiências trans, que nos últimos tempos passamos a nomear de transidentitárias, são muito mais complexas do que algumas elaborações teóricas tentam sustentar. Ao longo desse tempo de trabalho, quase nenhum paciente chegou com dúvidas em relação a "ser trans" e conservavam uma certa convicção em relação à necessidade de transformações.

Percebemos que não se reconhecer de forma alguma na imagem que o espelho mostra é diferente de não se reconhecer em uma coisa ou outra. Traz consequências para o sujeito. Assim como não se reconhecer em lugar/ nome algum. Essa vivência traz, em alguns momentos, muita angústia. É preciso reconhecer que as questões com o corpo não são as mesmas para todos, sendo influenciadas por dimensões distintas como as histórias de vida, condições político-sociais, de gênero, raça, enfim.

Esse trabalho ganhou destaque no cenário universitário. Várias portas se abriram, outras se fecharam. Somos referência na cidade como um espaço de acolhimento e escuta de pessoas trans. Com a pandemia passamos a atender os pacientes e fazer nossos encontros de forma remota, o que permitiu que pessoas de outras partes do Brasil também pudessem ser atendidas. Temos um fácil acesso ao público em geral. A pessoa liga no número divulgado em nossas mídias sociais, deixa o nome e telefone. Entramos em contato agendando o atendimento. Hoje, temos colaboradores do projeto que são da Universidade Federal de São João del-Rei e alunos de outras faculdades de Psicologia de Juiz de Fora.

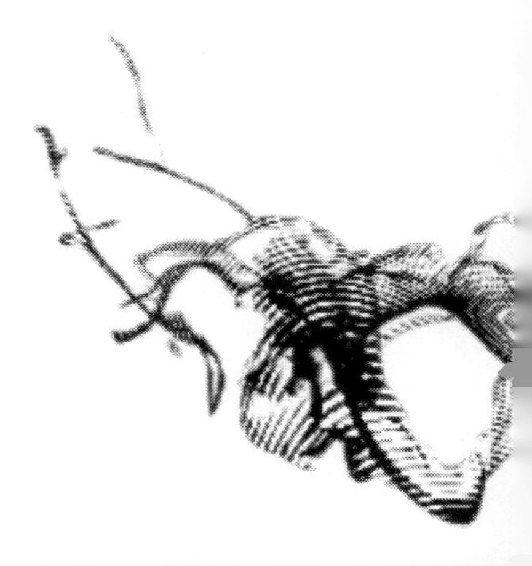

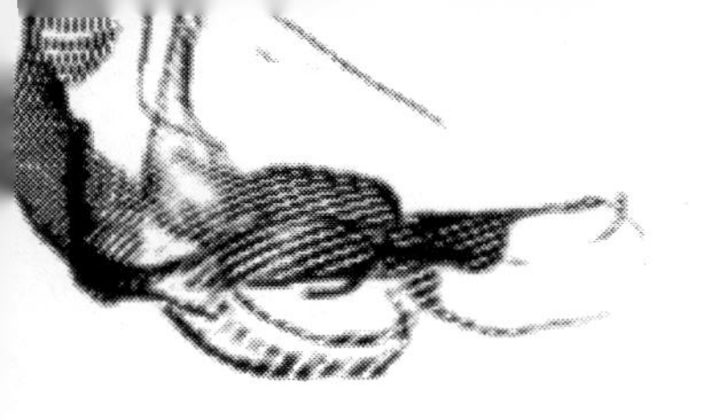

Dentre os encontros com a teoria psicanalítica que tivemos nesse período, destacamos a frase de Lacan: "o ser sexual só se autoriza de si mesmo e de alguns outros". Neste texto, Lacan diz que autorizar-se no campo sexual não quer dizer necessariamente ser homem ou mulher, nem hétero ou homo, nem vítima ou fatal, apesar desses nomes marcarem posições. Essas perguntas vão para além "do que eu sou?", tocando nas formas de gozo. Elas fazem parte das análises em geral, tocando em pontos delicados como a identificação a significantes fundamentais, as possibilidades de invenção diante do que resta e insiste, atravessamentos fantasmáticos.

Retomando a fala de Lacan "[...] o ser sexual só se autoriza por si mesmo e por alguns outros" (Lacan 1974, p. 187), vemos que há uma relação entre os pólos 'alguns outros' e 'si mesmo' . Relação que nos faz lembrar de outros momentos onde eu e outro são colocados em cena: a constituição do eu a partir do semelhante no estágio do espelho (Lacan, 1949) e o esquema L (Lacan 1954/1955). A primeira parte da afirmação - "o ser sexual só se autoriza de si mesmo" (Lacan 1974, p. 187) vêm destacar que há, de certo modo, uma escolha do sujeito ao posicionar-se sexualmente. Lacan coloca: "Quero dizer que isto a que a gente 'se limita', enfim, para 'classificar' como 'masculino' ou 'feminino' no registro civil... enfim, isso não impede que haja escolha, sabemos disso" (Lacan, 1974, p. 187).

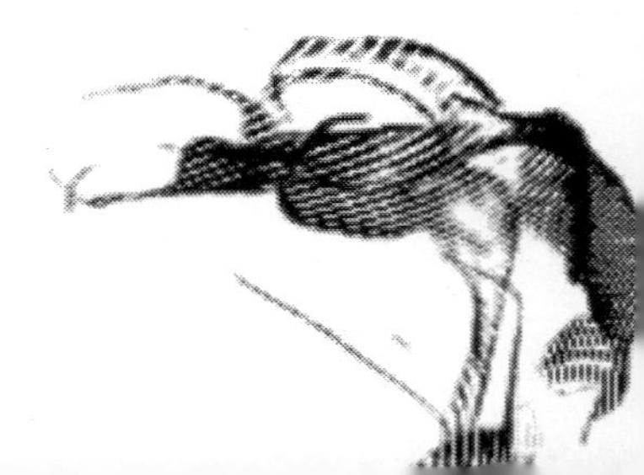

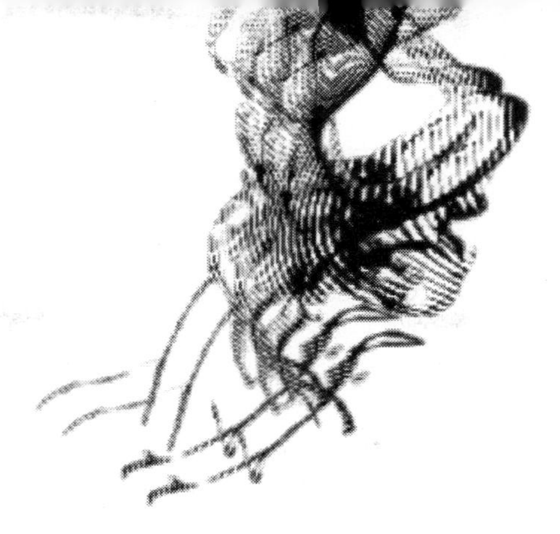

Anos antes, em Proposição de 9 de outubro de 1967, Lacan rompe completamente com o quadro vertical da formação analítica didática a partir da proposta segundo a qual "[...] o analista só se autoriza de si mesmo" (Lacan, 1967, p. 248). Em 1974, por outro lado, é a partir dessa leitura da sexuação que Lacan retoma o que havia colocado em sua proposição acerca da formação psicanalítica. Ele passa a incluir no ato de se autorizar - seja como analista ou ser sexual - alguns outros, o que valoriza o estatuto fundamental da comunidade em um processo de autorização. Lacan é explícito ao pontuar que tanto no contexto da formação quanto naquele da sexuação, o que está em jogo não é o grande Outro, simbólico, mas o pequeno outro, o semelhante imaginário (Lacan, 1974a). A sexuação é um processo que se dá entre o 'si mesmo' e o 'alguns outros'.

Não sem efeitos, essa afirmação nos faz pensar nos limites e nas possibilidades para um sujeito se nomear em relação ao sexual, além das formas como o corpo participa desse processo. Se Lacan partiu do universal - por exemplo, o homem, a mulher etc. — ele chega ao singular, — um homem, uma mulher.

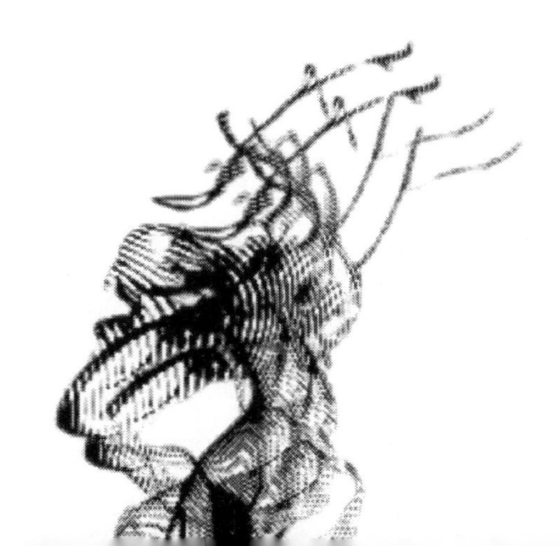

Essa formulação de Lacan convoca o analista a questionar a afirmação freudiana de que a anatomia é o destino. Se por um lado a anatomia é dada, por outro, o modo como cada sujeito vê sua anatomia comporta variantes, consequências subjetivas. Visto que não é a anatomia que necessariamente identifica os sujeitos como homem ou mulher e nem mesmo esses significantes isoladamente, a inquietação quanto ao próprio sexo é uma regra que vale para todos. Afirmamos então que a sexualidade é o que perturba toda a identidade (Alberti, 2019), fazendo parte dela.

A frase dita uma única vez por Freud (1925) de que a anatomia é o destino, tomada de forma isolada, parece indicar que a anatomia sustentaria uma diferença natural, original e, portanto, intransponível entre homem e mulher. Tal frase vem ratificar a ideia de que a anatomia é decisiva no que sustenta a operação significante que marca o corpo do bebê antes mesmo dele ter um nome. Marca que não encerra o sentido do que é para cada um ser homem ou mulher. A anatomia só intervém, para a criança, em um segundo tempo, a partir do olhar do Outro, sendo, nesse sentido onde se chega, um destino. Nada mais coerente com a ideia de que nos tornamos o que somos a partir do Outro, mas não só.

Valas (2021), porém, traz à cena psicanalítica que a frase, dita por Napoleão anos antes de Freud, foi que "a geografia é o destino" e não a anatomia, o que contribui bastante para o nosso trabalho. Isso porque tomar a anatomia, seja a de origem ou a transformada, como único meio de autorizar-se enquanto homem ou mulher é um equívoco. Talvez essa, sirva para os pacientes mais como bússola na relação com o corpo e com o Outro. O alguns outros, presente na frase lacaniana, nos faz repensar a geografia de Napoleão. Talvez ela caiba mais nos tempos atuais de pouco apreço pela anatomia.

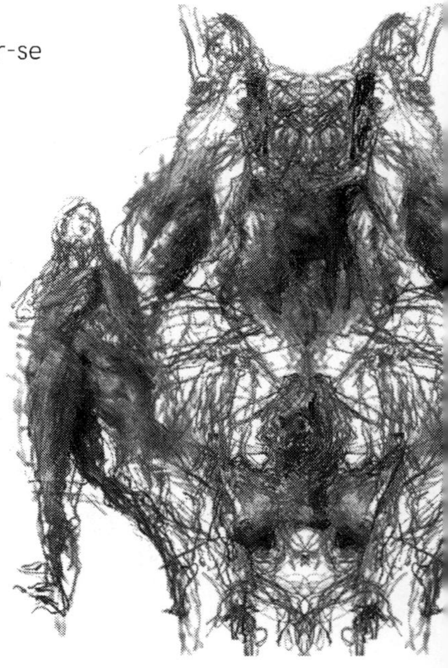

A geografia que diz da descrição de um lugar e suas características, um lugar não apenas físico mas que inclui a dimensão cultural e política.

No trabalho analítico damos lugar e extraímos consequências do que não se encaixa no ideal identificatório nos processos de transição, ou seja, o que de real aparece nessas experiências, exilado dessa geografia. Alguns desses pontos aparecem no corpo: a voz anterior, a menstruação, a cintura fina, as cicatrizes das cirurgias, Outras aparecem frente ao outro, a não aceitação social, a violência sentida, as injustiças nos postos de trabalhos. Se essa autorização para se colocar enquanto homem, mulher, trans, passa pelo campo do outro, no sentido de que o social e o laço tem consequências e faz diferença, não é possível sustentar que a autorização viria de apenas um dos registros, seja ele o imaginário, o simbólico ou o real. Estamos, porém em construção, caminhando. Nos parágrafos seguintes separamos alguns efeitos clínicos na vida das pessoas que escutamos. Tentamos recolher de cada integrante do nosso projeto algum recorte para transmitir um pouco das transformações que os processos de escutas provocam. Permitimos que essa escolha fosse feita da forma e com o estilo como cada um quisesse. Nesse sentido, esperamos que seja a agulha da clínica e da vida que ligue os parágrafos seguintes, cada um escrito por alguém diferente à sua maneira.

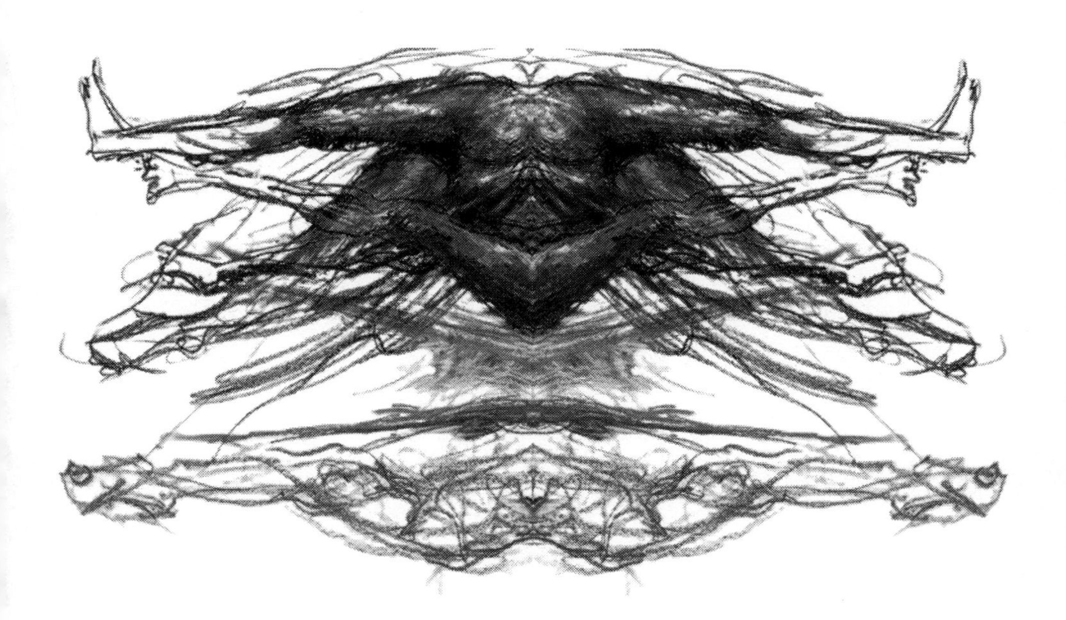

Efeitos clínicos
extraindo consequências do processo de fala e escuta

As mudanças em relação ao autorizar-se, trabalhadas no processo de análise, são visíveis em alguns casos. A escuta analítica abre espaço para que o sujeito possa dizer, tecer, costurar a própria história no corpo. Ouvimos uma pessoa para quem, no início, era impossível frequentar a escola. Esse era um ambiente de extremo sofrimento, com muitos olhares hostis. Mas, hoje, um ano depois, é diferente. Ele diz: "agora eu vou mesmo com os olhares, mesmo que o chinelo descole no caminho, eu vou".

>>>>>>>>

Um homem trans, iniciou sua transição alguns anos antes de chegar ao projeto. Hoje acredita ter passabilidade como um homem Cis e lhe permite sustentar diante de outros homens um lugar masculino. Inicia o atendimento falando de uma dificuldade em se colocar no mundo, sustentar suas vontades e respeitar suas impossibilidades sem ceder a toda e qualquer demanda do outro. Como o passar das sessões consegue dizer de um receio em voltar a sofrer na pele o preconceito que sofria no início. Além disso, ao se escutar ele se reconhece com medo de entrar em embates e desagradar. Consegue se mudar. Sai da casa dos pais, na qual não se sentia livre. Aos poucos começa a dizer não e a não ceder a toda demanda que lhe chega.

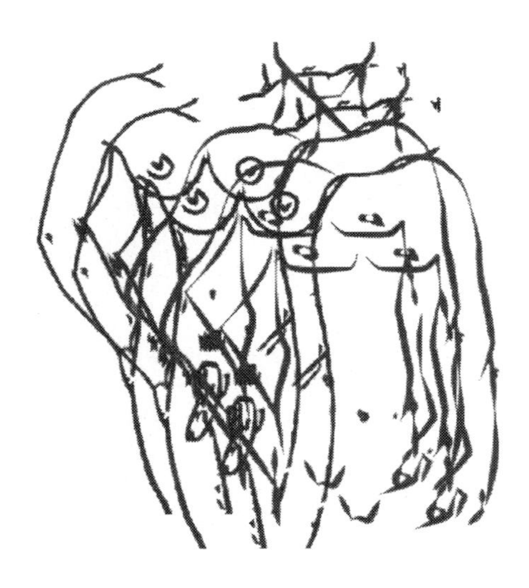

>>>>>>>

O que há em questão quando se escuta o termo "destransição"? Significante não tão presente em nossa experiência no Falatrans mas que surgiu nesse atendimento. Ao contrário do "arrependimento" que acompanha por vezes a noção de uma destransição, esse pequeno recorte de caso aponta para uma outra coisa. Diz de uma circunscrição, da possibilidade de um limite para um corpo antes impossível, uma borda colocada no impossível como Real que do corpo escorre, (trans)borda. O sujeito em questão é uma mulher trans, que em sua vida fez de quase tudo para alcançar seu ideal de mulher, fazer de si A Mulher. Quando sua cirurgia de redesignação sexual lhe é negada, esse ideal começa a ser abalado, é introduzido um tempo de suspensão que permitiu que esse ideal ficasse cada vez mais distante. Sendo seu corpo inoperável, estaria eternamente incompleto. A tentativa de sustentar uma existência apesar dessa incompletude, falha, e há o irrompimento de um sofrimento muito intenso que quase a leva à morte. A partir daí, o que ele próprio chama de "destransição" começa a se colocar, não por supor-se menos mulher, e sim porque se vê numa posição insustentável. Os cabelos são cortados, as roupas retornam ao masculino, o antigo nome é assumido timidamente, e começa a bordar, herança da avó. Borda, tece, pinta, desenha, o que para ele é uma forma de se fazer existir para além do ideal do corpo e é a esse trabalho que dedica suas horas. Ao desenhar se vê diante de retas que nunca serão retas de fato, que, apesar de nunca se encontrarem no infinito, agora podem se encontrar no papel. Aos poucos ele vai construindo uma nova percepção de si. Para além do "circo de horrores" lugar ao qual por tanto tempo se identificou e diz, agora sou "homem, mas feminista" marcando talvez de uma outra maneira sua posição feminina, uma posição política, subjetiva, subversiva, que define a sua exceção diante do coletivo de homens que não o representam. Após um certo tempo de análise, mais um passo nessa direção é dado quando, após um longo tempo de espera, os seios são finalmente retirados, e com eles mais um peso desse ideal insustentável. Sua ideia é que as próteses possam ir para a parede, ganhar uma moldura, um outro lugar, uma outra borda, passando de motivo de sofrimento para objeto de arte.

>>>>>>>>>>>

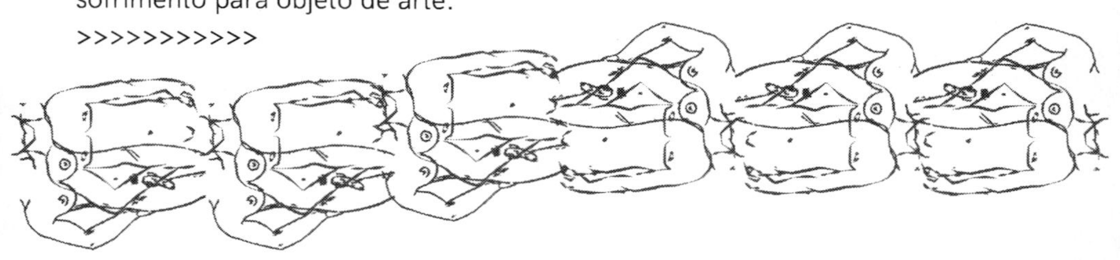

Para outra paciente, poder falar e ser convocada desse lugar, possibilitou que ela validasse seus dizeres e demandas. O lugar da análise constituiu a possibilidade de, a partir de uma posição de analista-testemunha, atestar as transformações ocorridas e a construção de um corpo possível para a paciente. No decorrer das sessões, foi possível para ela iniciar o tratamento hormonal, e isso não se deu sem efeitos. Ela retoma, de maneira mais vivificante, o laço social, se inscreve na academia de ginástica e volta a desenhar, o que há muito não fazia. A experiência analítica possibilita que ela comece a colocar seu corpo em jogo, no jogo da vida, o qual não acontece sem relação com o outro. Tendo como horizonte a clínica do real que aponta para a invenção de cada um, é possível pensar e apostar que essa paciente começa a construção, sempre singular, de um contorno possível para seu incômodo em relação ao seu corpo, algo que provocou angústia. Ou seja, a constituição de um saber-fazer com o real do sexo, que não cessa em insistir. É a partir da invenção desse corpo possível que a paciente passa a se autorizar a ir ao encontro de outras pessoas.

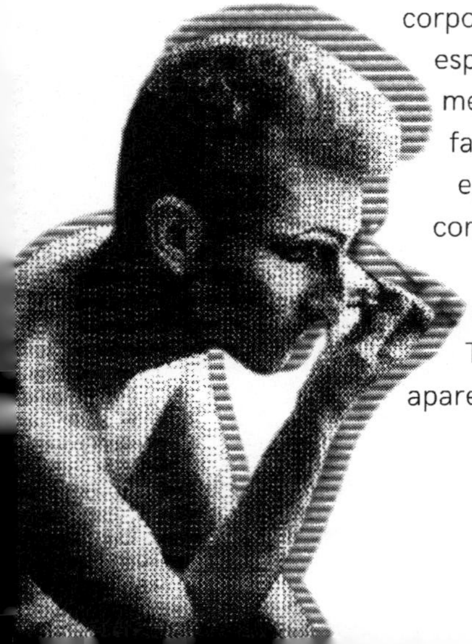

Nestes 3 anos atendendo N. algumas questões ganharam contorno. A partir de algumas especificidades do caso, foi importante que aparecesse para ela a possibilidade de trabalhar algumas fronteiras, alguns impedimentos, entre ela e o outro, uma separação entre ela e alguns atos impulsivos. Que consequências eles poderiam trazer e o que ela poderia sofrer por causa deles, o quanto ela estaria disposta a doar, o que ela poderia fazer com seu corpo, seu tempo, seu dinheiro..."Limite é uma palavra que não existia no meu dicionário" ela diz uma vez depois de não ter feito algo que poderia se arrepender posteriormente. A construção de uma certa fronteira entre ela e o Outro teve efeito em seu corpo. Certa sessão ela diz que antes via seu corpo no espelho de uma forma de fato monstruosa, com os membros longos demais e com uma aparência fantasmagórica, algo que impedia que ela se olhasse e, em certa medida, se reconhecesse ali. "Agora consigo me enxergar com uma forma humana", ela disse de uma outra vez. Será um corpo com contorno um corpo com mais possibilidades? Talvez. Ela começou a usar recursos que não apareciam antes... Seu pênis que antes lhe causava verdadeiro horror, mal estar tamanho que impedia até que a paciente usasse o banheiro regularmente, pôde ser considerado para um uso antes impensável: a penetração no ato sexual.

Essa saída foi criada por N. diante de limites contingenciais que não permitem que a paciente faça a cirurgia de redesignação sexual. Assim, ela decidiu um uso de seu órgão que inclui o prazer sexual, dando a ele um contorno de vida, algo diferente de um órgão mortificado, sem nenhum uso ou função. A possibilidade de dar um contorno de vida a coisas que estão mortificadas ou revestidas de morte para esta paciente é algo que se repete na condução do tratamento. Destruir, abandonar, morrer eram saídas que se revelaram fáceis para ela que não conseguia enxergar nas situações nuances que dizem de algo da vida, do que é contingente, do que diz do outro, do que é difícil, mas passageiro, do que é difícil e temos que criar recursos para lidar... Dar contorno de vida aqui é na verdade diversificar os sentidos que a vida pode ter, não deixá-los tão restritos a um único sentido. O agir de forma extremamente impulsiva e a possibilidade de suicídio, por exemplo, antes eram tomados como uma saídas rápidas e fáceis tanto para situações que deixavam essa paciente de alguma forma desconfortável, quanto para grandes conflitos que se apresentavam à ela.

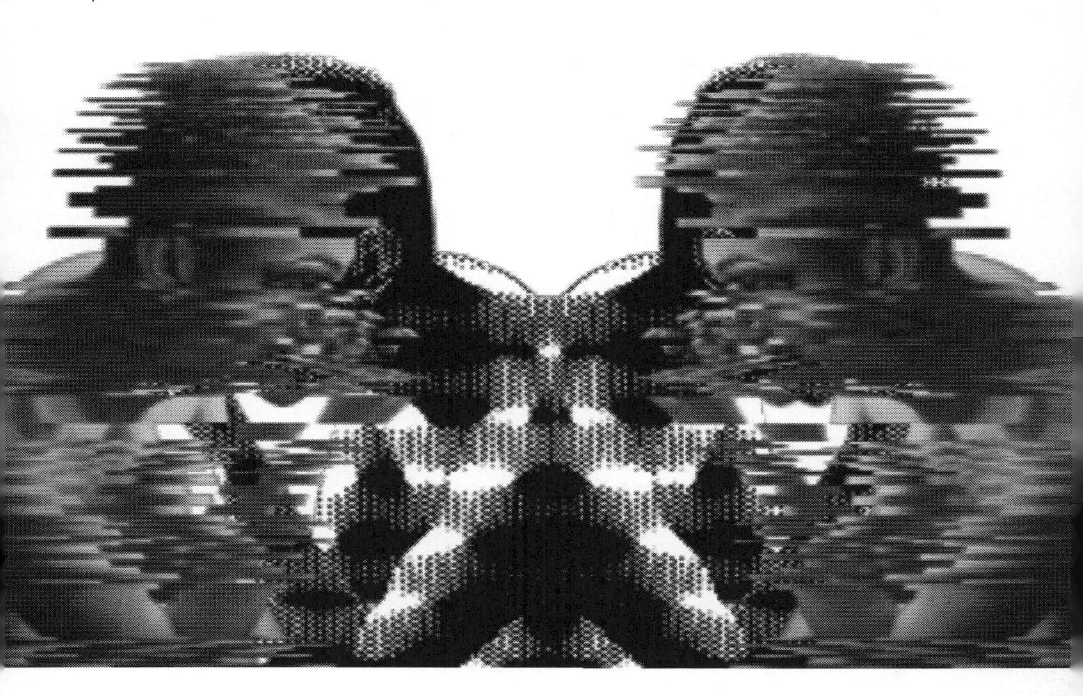

Portanto, junto com a paciente, poder dar palavras para seu mal-estar, colocar algumas nuances nas situações e até mesmo repensar algumas coisas foram recursos que puderam dar outros contornos e saídas para aquilo que para ela antes era muito certo e engessado. A morte agora não se apresenta mais tanto como um caminho, mas como um interesse: ela pensa em seguir profissões que envolvam a morte em seu ofício, lê livros divertidos sobre o tema, usa de sua criatividade e este traço que ela considera mais sombrio para compor seu estilo pessoal... Seu interesse pela morte, então, vem tomando uma dimensão que diz de um interesse sobre a vida e as possibilidades que existem nela. A busca pelo FalaTrans é marcada por uma intenção fixa de suprir uma falta de um corpo "para chamar de seu". Essa relação com a falta é denunciada pelo caráter totalizante que a imagem do corpo próprio pode assumir. Ao oferecer a escuta psicanalítica sob transferência primando pelo "um a um", torna-se possível a entrada em cena de impasses provocados pelo dinamismo de um corpo que é perpassado pela linguagem e vive no estranhamento, sendo portanto frustrado na completude do gozo desse corpo idealizado que residiria na totalidade imaginária (Coppus e Maurano, 2022).

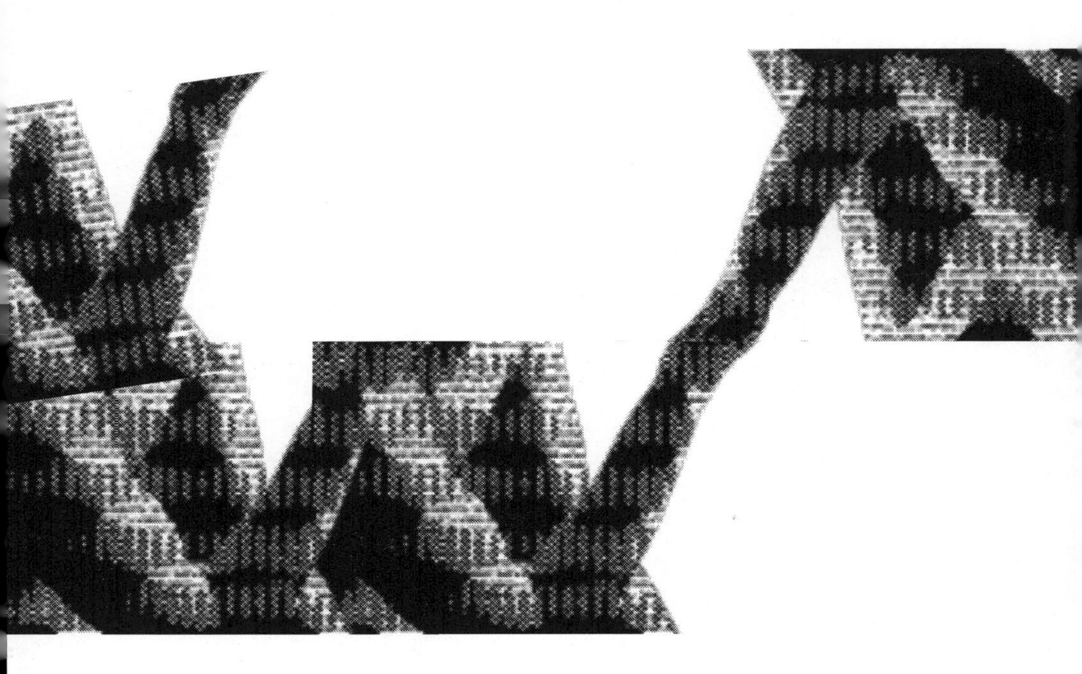

A partir dessa posição é possível constatar efeitos significativos onde a falta outrora marcada pelo sofrimento, lamentações e até paralisações dá lugar à produção de um corpo que não seja completamente assujeitado pelo olhar, que confronte a alienação e suspenda temporariamente a consistência identitária (Manzi Filho, 2009) para que possa mudar de posição, permitindo o agir e por consequência fazendo advir novas construções de um corpo que se "vista melhor". Ao dizer de uma suspensão temporária, um fazer vacilar nas garantias do Eu (ibidem, 2009), pensamos estar em contato com aquilo que permite que haja espaço para se dizer na clínica o que não é dito nos movimentos sociais, que trabalham a partir da necessidade de reivindicação de identidades políticas em busca da garantia de direitos. Cabe ressaltar que as novas construções não garantirão a ausência de dificuldades, muito menos a eliminação de um resto que não pode ser imaginarizado ou plenamente simbolizado, mas apostamos com isso que possibilite uma travessia que mantenha presente ainda a falta. É interessante que o retorno desse movimento de suspender e encarnar novas imagens nos faça escutar novos significantes como "corpo não-binário", formas que comunicam o espaço para a invenção e para os limites da nossa língua até então. A aposta é que seja a partir desse ponto um outro aporte: "O que é possível para cada um?" na esteira de um percurso que permite uma reinvenção apaziguadora.

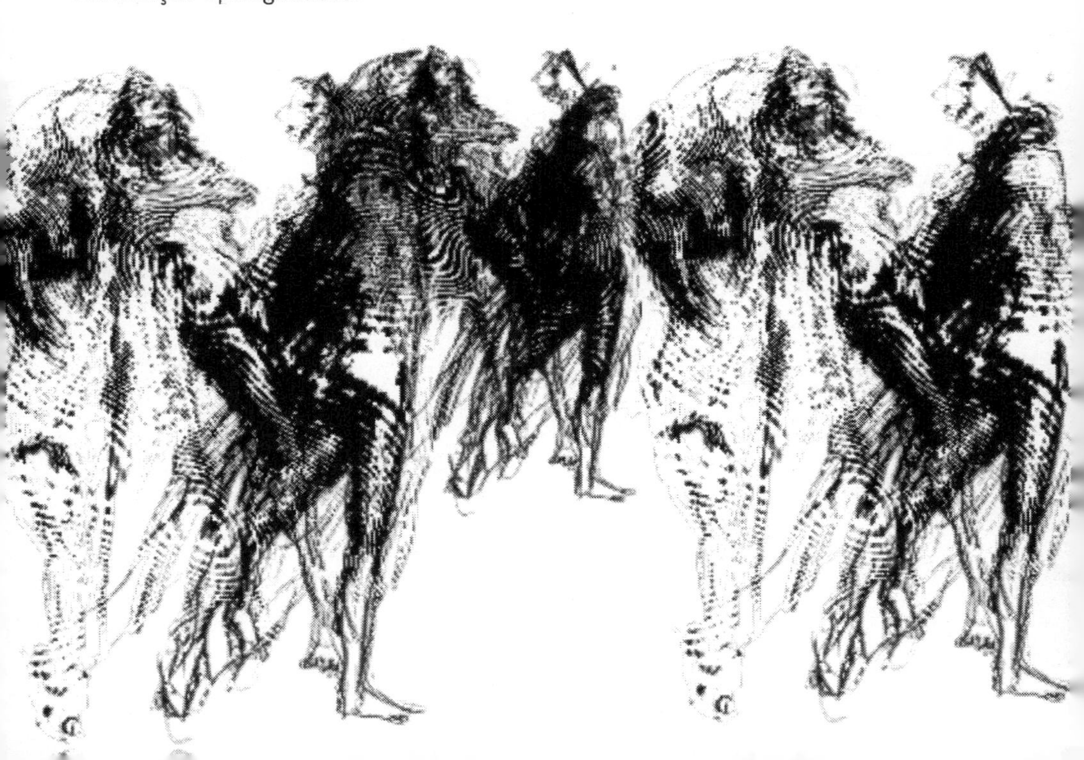

REFERÊNCIAS

COPPUS, Alinne Nogueira Silva; MAURANO, Denise. (Ab)usos do corpo: um olhar psicanalítico. Editora CRV, 2022.

LACAN, J. O Estádio do espelho como formador da função do eu. In: Escritos. Rio de Janeiro: Jorge Zahar Editor, 1998[19491, p. 96-103.

LACAN, J. O seminário. Livro 2: O Eu na teoria de Freud e na técnica da psicanálise. Rio de Janeiro: Jorge Zahar Editor, 1985[1954-55].

LACAN, J. Proposição de 9 de outubro de 1967 sobre o psicanalista da Escola. In: Outros escritos. Tradução de Vera Ribeiro. Rio de Janeiro: Jorge Zahar, 2003. p. 249-264.

LACAN, J. O Seminário. Livro 22: R. S. I. Inédito 1974-75.

XLACAN, J. Les non-dupes errent. Paris, FR: AFI, 1974. Disponível em: http://www.valas.fr/Jacques-Lacan-les-non-dupes-errent-1973-1974?lang-fr. MANZI FILHO, Ronaldo. Um possível anonimato na Visibilidade: um diálogo entre Merleau-Ponty e Lacan. Estudos Lacanianos, v. 2, n. 3, 2009.

ALBERTI, S.; SILVA, H. F. Sexualidade e Questões de Gênero na Adolescência: Contribuições Psicanalítica. Psic.: Teor. e Pesq., Brasília, v. 35, p. e35434, dez.2019. 2019. Disponível em: http://www.scielo.br/scielo.php?script-sciarttext&pid=S0102-37722019000100534&lng-en& nrm=iso.Acessoem:14out.2020. https://doi.org/10.1590/0102.3772e35434.

AMBRA, P. Gênero e identificação. Revista De Psicanálise Stylus, n. 35, p.35-50, 2018. DOI: https://doi.org/10.31683/stylus.v0i35.47.

BUTLER, J. Problemas de gênero: feminismo e subversão da identidade. Rio de Janeiro: Civilização Brasileira, 2013.

VALAS, P. L'expression de Freud « lanatomie c'est le destin » est-elleexacte et juste ? 22, abril 2021. Disponível em: http://www.valas.fr/Patrick-Valas-l-expression-de-Freud-1-anatomie-c-est-le-destin-est-elle-e xacte-e-t-juste?lang-fr.

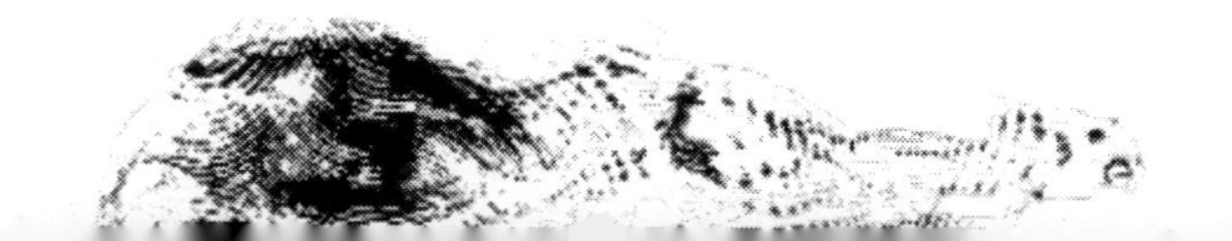